TRAITÉ

DU

RHUMATISME

CHRONIQUE,

Considéré spécialement sous le rapport de ses différentes
transformations,

ACCOMPAGNÉ DE PLUSIEURS OBSERVATIONS

CONSTATANT L'EFFICACITÉ DU TRAITEMENT INVENTÉ PAR L'AUTEUR ;

PAR F. DES THÉVENINS,

DOCTEUR EN MÉDECINE DE LA FACULTÉ DE PARIS,

Ancien chirurgien interne de l'Hôtel-Dieu de Lyon, membre de la
Société d'observation de Paris, de la Société d'émulation
du Jura, et de plusieurs autres Sociétés savantes.

Tout l'art de la médecine est dans l'observation.

Paris,
Chez l'Auteur, rue du 29 Juillet, 10.

1841.

TRAITÉ

DU RHUMATISME

CHRONIQUE.

NEUILLY. — Imprimerie de A. POILLEUX, rue de Seine, 91.

TRAITÉ

DU

RHUMATISME

CHRONIQUE,

Considéré spécialement sous le rapport de ses différentes transformations,

ACCOMPAGNÉ DE PLUSIEURS OBSERVATIONS

CONSTATANT L'EFFICACITÉ DU TRAITEMENT INVENTÉ PAR L'AUTEUR ;

PAR F. DES THÉVENINS,

DOCTEUR EN MÉDECINE DE LA FACULTÉ DE PARIS,

Ancien chirurgien interne de l'Hôtel-Dieu de Lyon, membre de la Société d'observation de Paris, de la Société d'émulation du Jura, et de plusieurs autres Sociétés savantes.

Tout l'art de la médecine est dans l'observation.

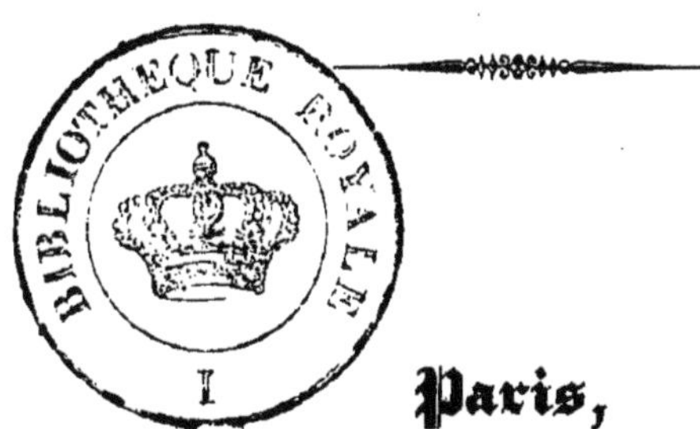

Paris,

Chez l'Auteur, rue du 29 Juillet, 10.

1841.

AVANT PROPOS.

Des circonstances particulières ayant appelé de bonne heure, mon attention sur l'étude des affections rhumatismales, je n'ai point tardé à me convaincre de sa haute importance. De toutes les causes qui altèrent la santé de l'homme et abrégent ses jours, les affections rhumatismales sont sans contredit les plus fréquentes et les plus funestes. En effet, l'expérience nous démontre chaque jour que le dérangement des fonctions de la peau, est la source primitive de la plupart des maladies soit aiguës ou chroniques, non seulement des parties externes, mais aussi des organes internes.

Très-souvent ce dérangement ne s'annonce que

par des symptômes si légers, qu'ils échappent à l'observation du médecin, comme à l'attention du malade. Insensiblement, et souvent après de longues années, ce germe caché ou négligé peut produire les maladies les plus diverses. De telles affections non seulement résistent à tous les secours de l'art, mais s'aggravent encore, parce que leur origine est entièrement méconnue et que le vice primitif, l'unique source du mal, n'est point combattue.

Dans d'autres cas les maladies provenant d'une cause rhumatismale, ne sont pas seulement incurables, mais deviennent mortelles parce qu'elles ont eu le temps de dégénérer et de causer insensiblement des ravages irréparables, témoins les maladies de poitrine si fréquentes, si meurtrières, qui proviennent plus souvent qu'on ne pense d'une cause rhumatismale.

Mais en se bornant à ne prendre en considération le rhumatisme chronique que dans ses formes ordinaires, je demande s'il est une maladie plus fréquente, s'il en est une qui cause des tourments plus cruels, plus opiniâtres? Et cependant, le rhumatisme chronique est un écueil contre lequel se brisent les efforts de l'art et dont la guérison complète est regardée généralement comme impossible.

En général les auteurs se sont plus occupés du rhumatisme aigu que du rhumatisme chronique; cependant ce dernier est beaucoup plus commun et, sous tous les rapports, doit réclamer le plus grand intérêt. Frappé des ravages qu'il varie en nombre égal à celui des formes sous lesquelles il échappe même à l'œil du praticien le plus exercé, et attachant à l'état que je professe des devoirs peut-être exagérés, je me suis imposé celui de le poursuivre dans toutes ses transformations, et de lui arracher dans une lutte soutenue le secret des moyens vraiment curatifs. Mes efforts ont été couronnés de succès; après quinze ans de travaux et d'épreuves, je suis parvenu à découvrir un traitement dont l'effet est aussi prompt, aussi sûr que le quinquina dans les fièvres intermittentes.

Les guérisons nombreuses et authentiques obtenues par ce traitement sont des preuves incontestables de son efficacité. On peut le regarder comme un véritable *spécifique* contre les affections rhumatismales.

TRAITÉ

DU

RHUMATISME

CHRONIQUE.

On appelle rhumatisme une affection ayant son siége dans les tissus musculaires ou fibreux, caractérisée par des douleurs, le plus souvent très-vives, déchirantes, continues ou intermittentes, fixes ou vagues, suivant la direction des muscles et des parties fibreuses, augmentant à la moindre pression, par les contractions musculaires et les mouvements imprimés aux membres; quelquefois, accompagnée de chaleur, de rougeur, de gonflement et de fièvre, n'affectant presque jamais primitivement les petites articulations; susceptible de se porter rapidement d'un lieu dans un autre avec tendance à des retours réguliers ou irréguliers.

Telle est l'idée générale que l'on doit se faire des affections rhumatismales.

D'après la considération du siége, on a divisé le rhumatisme en trois ordres :

Premier ordre. Rhumatisme musculaire.

Deuxième ordre. Rhumatisme articulaire.

Troisième ordre. Rhumatisme viscéral.

A cet ordre, je rattache, comme on le verra, une foule d'affections dites nerveuses et qui réellement ne sont que rhumatismales.

Le rhumatisme a encore reçu différents noms suivant les parties affectées. On l'appelle torticolis, lorsqu'il attaque les muscles du cou; pleurodynie, lorsqu'il siége sur les côtes. Si la région lombaire est le siége du mal, on lui donne le nom de lumbago. On le désigne assez généralement sous le nom de sciatique, lorsqu'il existe sur l'articulation du fémur, avec la hanche, ou sur les parties qui l'entourent, etc.

Enfin, d'après l'acuité des symptômes, on distingue le rhumatisme en aigu et en chronique.

Laissant ici de côté l'étude du rhumatisme aigu, nous nous occuperons, d'une manière plus spéciale, du rhumatisme chronique.

L'étude de cette maladie est d'autant plus intéressant qu'elle revêt des formes variées, qu'elle simule souvent d'autres affections, d'une nature différente, ou qu'elle est marquée par les symptômes propres à ses affections, qu'elle peut dépendre d'autres maladies comme en produire de nouvelles

et amener enfin des résultats les plus fâcheux.
C'est sous ce point de vue nouveau que j'ai étudié
principalement le rhumatisme, et je l'ai désigné
sous le nom de rhumatisme larvé.

La nature du rhumatisme chronique est bien
en tout la même que celle de l'aigu, mais ces deux
états diffèrent par leur marche et l'intensité des
symptômes. A peine le système sanguin qui joue
un si grand rôle dans le rhumatisme aigu jouit-il
ici de quelqu'énergie, la douleur est en général
moins vive, les symptômes sont moins nombreux,
moins prononcés, la réaction fébrile est quelque
fois sensible, mais beaucoup moins développée
que dans l'état aigu. Ces caractères ne sont pas
toujours tellement tranchés qu'ou aie, dans certaines circonstances, de la peine à décider auquel
des deux états appartient le rhumatisme. Il est
tel individu chez lequel cette maladie serait chronique par sa durée, tandis que par ses symptômes
elle ne cesse pas d'être aiguë. Et tel autre au còn-
traire chez qui elle dure moins longtemps, quoi-
qu'elle offre tous les phénomènes que l'on ren-
contre dans le rhumatisme chronique.

CAUSES.

Le rhumatisme chronique peut exister de deux
manières, ou il succède au rhumatisme aigu, ou

il s'établit primitivement avec tous les caractères qui lui sont propres.

Quand la phlegmasie a été très-violente, elle s'apaise peu-à-peu, mais au lieu d'une résolution franche, l'impression prolongée du froid et de l'humidité, un traitement mal dirigé, ou le plus souvent une disposition particulière du malade maintient un certain degré d'irritation dans la partie affectée. Une habitude de souffrances, compatible avec toutes les fonctions de l'économie, s'établit et se fixe d'une manière plus ou moins durable sur cette même partie.

Le rhumatisme chronique primitif peut frapper tous les âges, toutes les constitutions.

J'ai vu des enfants de cinq ans, affectés de douleurs rhumatismales, la jeunesse et l'âge mûr en offrir les mille variétés, et les vieillards se faire de leurs souffrances rhumatiques un baromètre rarement fautif. Cependant l'époque ordinaire de la première apparition est de trente à trente-cinq ans. Mais une fois la première attaque ainsi survenue, la prédisposition rhumatismale ne fait que s'aggraver avec les progrès de l'âge, et se manifeste de plus en plus jusqu'au dernier terme de la vie.

Comme causes prédisposantes du rhumatisme chronique primitif, on peut considérer tout ce qui peut porter de l'affaiblissement dans l'économie. Ainsi, les jeunes gens adonnés à des causes débilitantes et énervantes ; les individus d'une constitution molle, nerveuse, mal vêtus, mal nourris, exposés aux intempéries de l'atmosphère, ceux qui habitent les lieux bas et humides, ceux qui souffrent d'évacuations abondantes y sont plus exposés. Il arrive bien à la vérité que des individus d'un tempéramment robuste et dans des circonstances opposées à celles que nous venons d'énumérer, sont affectés de rhumatisme chronique primitif, mais ces cas sont assez rares. Les individus forts, sanguins, sont pris ordinairement de rhumatisme aigu. Chez eux le rhumatisme chronique sera consécutif. Cette remarque que j'ai faite assez généralement, explique l'espèce de contradiction qui existe en apparence dans les causes auxquelles on attribue le rhumatisme.

Mais de toutes les causes, soit prédisposantes, soit efficientes, c'est le froid humide qui détermine le plus grand nombre de rhumatismes En général, cette cause agit avec lenteur pour déterminer le rhumatisme chronique primitif ; ce n'est qu'à la longue qu'elle produit ses effets, qui, au lieu de diminuer, ne font qu'augmenter, parce que la cause continue d'agir, et que la légère souffrance qui en résulte, ne donne pas même l'idée d'un traitement. Cette habitude de souffrance s'identifie avec les organes et constitue le rhumatisme chronique primitif. J'ai remarqué également que la suppression de sueur donnait plus souvent lieu au développement du rhumatisme aigu , la suppression de transpiration au rhumatisme chronique.

NATURE.

Ici se présente naturellement la question de savoir comment il se fait que sous l'influence de ces causes, qui sont en général celles des phlegmasies proprement dites , se soit plutôt une affection rhumatismale qui se développe , qu'une pleurésie ou une pneumonie. On ne peut résoudre cette question que d'une manière incomplète. En effet, pour concevoir pourquoi de deux individus soumis à la même cause, à un brusque changement de température, l'un aura une pleurésie, l'autre un rhumatisme, il faut admettre pour ce dernier cas, une diathèse, une prédisposition interne, oculte, mais bien réelle, acquise ou héréditaire. Mais nous pensons qu'il est aussi impossible de dire en quoi elle consiste, qu'il est impossible de la nier. Aucun signe ne peut faire connaître d'avance cette prédisposition. Elle n'est certaine que par le fait même de l'attaque. Une fois déclarée , cette disposition paraît exister toujours chez l'individu et tôt ou tard elle décélera sa présence par de nouvelles crises.

Cette question nous conduit à examiner qu'elle

est la nature du rhumatisme. Cette recherche est de la plus haute importance , puisque si le rhumatisme est d'une nature spéciale , identique , quelle que soit sa forme et son siége , on pourra le combattre par un traitement spécial , par un spécifique. Le raisonnement m'a conduit à admettre une nature propre pour le rhumatisme , et l'expérience a confirmé le raisonnement , puisque j'ai trouvé un spécifique contre cette affection.

Le raisonnement devait conduire à admettre une nature spéciale. En effet, le rhumatisme n'est point une inflammation pure et simple. Une maladie essentiellement inflammatoire , se montre constamment avec tout l'appareil des symptômes de l'inflammation ; mais le rhumatisme est loin d'avoir cette constante régularité. Maintes fois la région rhumatisée n'offre ni gonflement , ni chaleur, la douleur est le seul symptôme. Quelquefois même , c'est un sentiment de froid qui existe avec la douleur, sensation tout-à-fait en opposition avec l'idée d'un état inflammatoire. De plus , dans les autopsies nombreuses, c'est à peine si l'on peut citer un seul cas bien avéré d'altération due primitivement au rhumatisme. Si nous examinons sa manière d'être, nous voyons le rhumatisme ne point se soumettre à des conditions déterminées de durée, comme toutes les maladies inflammatoires, qui a son accroissement et sa période de déclin.

Mais nous le voyons disparaître tout à coup du point qu'il occupait pour se porter ailleurs, sans laisser aucune trace appréciable. Est-ce là, je le demande, comment se comporte une affection inflammatoire? Or, si, ni les symptômes, ni les lésions cadavériques primitives ne sont ceux des inflammations, on peut légitimement conclure que le rhumatisme ne doit être rangé parmi les phlegmasies proprement dites; et que lorsqu'elles se présentent sous la forme inflammatoire, l'inflammation n'est point idiopathique, mais symptomatique, et qu'elle est d'une nature spéciale; résultat confirmé par le traitement.

SYMPTÔMES.

Dans le rhumatisme chronique la douleur est en général moins forte que dans le rhumatisme aigu; tantôt c'est un sentiment de froid et d'engourdissement, tantôt une sensation de chaleur; d'autres fois le malade éprouve un tiraillement des muscles et une douleur obtuse des membres. Quoi qu'il en soit de la forme qu'affecte cette douleur, c'est toujours une augmentation de la sensibilité qui s'exaspère par le mouvement, le toucher, l'impression du froid, et souvent par la chaleur du lit chez les tempéraments nerveux.

Souvent cette douleur est presque nulle; mais

elle augmente par des accès irréguliers , alors elle devient aussi vive que dans le rhumatisme aigu.

Le gonflement n'existe presque jamais dans ce rhumatisme, ou bien s'il existe, il est plutôt œdémateux qu'inflammatoire.

La rougeur est nulle ; quant à la chaleur, non-seulement elle n'est pas augmentée, mais souvent elle est diminuée dans la partie malade; on a même observé quelquefois que lorsque la sueur est chaude et abondante sur tout le corps, elle est froide et visqueuse sur la partie rhumatisée.

Les phénomènes sympathiques sont peu marqués, toutes les fonctions s'exécutent assez librement ; elles ne se dérangent d'une manière notable, que lorsque la maladie est déjà ancienne.

MARCHE.

La marche du rhumatisme chronique est loin d'être régulière. Quelquefois ce ne sont que des douleurs fugaces et peu intenses que l'on désigne simplement sous le nom de *douleurs,* et qui se portent d'un lieu à un autre. En général, elles occupent une certaine étendue de parties à la fois. Ces douleurs sont ordinairement habituelles , ou, si elles diminuent quelquefois , dans certaines circonstances favorables, elles reparaissent bientôt, lorsqu'on est soumis à d'autres conditions.

Tant qu'elles conservent leur caractère ambulant et léger, elles ne causent d'autres inconvénients que le sentiment douloureux qui résulte de leur présence. Mais quand elles se concentrent sur une partie, les caractères sont beaucoup plus prononcés, la maladie est aussi plus fâcheuse. Elles peuvent être alors intermittentes ou continues, avec ou sans exacerbation. A chaque accès la douleur ne se porte point sur la même partie ; ce sont les membres inférieurs qui sont affectés dans le premier, ce sont les supérieurs dans le second.

Chaque accès peut exister avec ou sans mouvement fébrile. Quand la douleur est simplement continue avec exacerbation, elle s'exaspère irrégulièrement pour la moindre cause. Le froid le plus léger suffit pour l'augmenter.

L'état perpétuel de souffance dans lequel sont les malades les rend tristes et mélancoliques ; ils sont déouragés par la longueur et le peu de succès des traitements ; leur marche est lente, pénible ; la maladie se prolonge, envahit plus de parties ; tout le corps devient plus douloureux. Les malheureux rhumatisants sont alors contraints à un repos absolu, à une immobilité complète. Le mal gagne les organes intérieurs, les fonctions se troublent, une fièvre hectique survient avec toutes ses conséquences.

Dans ces derniers temps le système physiologique ne voulant voir partout qu'une irritation phlogistique, avait rejeté tous les faits qui tendaient à prouver le transport du rhumatisme sur les organes internes. Cependant comme souvent on ne pouvait saisir aucun signe de phlogose, on attribuait tous les accidents à une *affection nerveuse*. Mais qu'y a-t-il d'impossible que ce principe rhumatismal ne se transporte sur toute sorte d'organes, principalement sur ceux qui présentent des tissus analogues à ceux qui sont affectés extérieurement? Et alors, au lieu d'une simple douleur et d'une gêne dans les contractions musculaires, il se présentera des symptômes qui dépendront du trouble des fonctions de l'organe affecté.

On conçoit dès lors combien il est facile de prendre le change sur la nature de la maladie et d'attribuer à des lésions organiques des phénomènes dûs à un trouble fonctionnel causé par la présence du principe rhumatismal; et l'on prévoit sans peine toutes les conséquences d'une semblable méprise, qui est moins rare qu'on ne le pense.

J'ai observé le rhumatisme sur toutes les viscères, mais ceux qui sont le plus fréquemment atteints sont le cœur, le diaphragme, le poumon, et les conduits aériens, l'estomac et l'intestin, la vessie et l'utérus. Le rhumatisme se porte encore sur les enveloppes du cerveau, au périoste des dents, à la sclérotique et enfin, suivant moi, il atteint également le tissu des nerfs et constitue ce que je nomme rhumatisme névralgique. En sorte que je considère beaucoup de cas de névralgie soit de la face, soit des membres, comme de véritables rhumatismes, ou compliqués du principe rhumatismal.

De cette complication résulte une douleur moins aiguë, moins concentrée, mais qui occupe en largeur une plus grande étendue de parties. Les caractères du rhumatisme chez les constitutions éminemment nerveuses sont plus aigus, plus lancinants, que ceux qu'il emprunte d'une constitution dont le genre nerveux est moins mobile. Il est en général plus tenace, plus rebelle et s'exaspère sous l'emploi des moyens que l'on met ordinairement en usage pour le combattre, tels que topiques chauds, sinapismes, vésicatoires, etc. C'est dans ces cas que la chaleur du lit exaspère singulièrement les douleurs, elles deviennent tellement vives et générales, qu'elles forcent le malade à se lever, les attaques sont plus longues, et les intervalles qui les séparent ne sont jamais marqués par un calme parfait. Quelquefois il est accompagné de phénomènes insolites, d'un trouble général qui présente l'idée trompeuse d'une tout autre maladie.

Pour mieux faire connaître ces différentes

formes de rhumatismes, les liaisons qui existent entre elles et les névralgies, avec quelle facilité elles peuvent succéder les unes aux autres, ou se montrer simultanément, pour mieux distinguer leurs différents symptômes et les signes qui les différencient, et enfin pour mieux faire ressortir l'efficacité de mon traitement, je vais lier la description de ces diverses variétés du rhumatisme chronique avec un certain nombre d'observations qui ne seront pas lues sans intérêt.

Du rhumatisme fixé sur le cuir chevelu et les tempes, et plus particulièrement chez les nouvelles accouchées.

CONSIDÉRATIONS SUR LES MÉTASTASES LAITEUSES.

Le rhumatisme chronique peut occuper, avons-nous dit, toutes les parties du corps. Très-fréquemment il fixe son siége sur le cuir chevelu et sur l'aponévrose de la région des tempes. C'est surtout chez les nouvelles accouchées qu'on lui voit affecter ce siége, lorsqu'elles se sont découvert la tête, soit involontairement, soit pour faire démêler leurs cheveux.

Je profiterai de cette occasion pour parler de ces métastases laiteuses auxquelles les accouchées attribuent tous les phénomènes morbides qu'elles peuvent éprouver. Sans nier ces métastases et leurs effets plus ou moins fâcheux que j'admets dans quelques circonstances, je crois cependant qu'on leur fait jouer un rôle trop important, et que bien souvent les malades prennent le change sur la véritable cause des accidents qu'elles peuvent éprouver. L'idée que le lait se répand avec la plus grande facilité dans la circulation des fluides, est si accréditée dans le monde et surtout à Paris, que la plus légère douleur qui survient, n'importe la cause qui l'a produite, et souvent le temps qui s'est écoulé depuis les couches, est rapporté au lait répandu. En vain s'efforce-t-on de démontrer que le lait s'est dissipé par les émonctoires naturels, et que la douleur qui se fait sentir est toute autre que celle que produit la métastase laiteuse. Tout est inutile, le préjugé l'emporte, et l'on met en usage, sous le titre d'anti-laiteux, les purgatifs de toute espèce que la cupidité et le charlatanisme conseillent sous le voile séduisant du secret.

J'ai vu un grand nombre de femmes, qui avaient détruit complètement leurs forces digestives, et s'étaient plongées dans des affections nerveuses très-rebelles, par l'usage immodéré qu'elles avaient fait de ces prétendus anti-laiteux.

Parmi le grand nombre d'observations que j'ai recueillies sur les douleurs rhumatismales, qui ont été prises pour des métastases laiteuses ; je choisirai la suivante.

La femme d'un négociant, d'une constitution robuste, avait eu, il y a six ans, sur les articulations des extrémités inférieures un rhumatisme aigu, qui, étant devenu chronique, se fit sentir par intervalle aux bras et aux épaules, l'année qui précéda son quatrième accouchement. A peine fut-elle remise de ses couches, qu'elle éprouva une douleur à la partie postérieure et supérieure de la tête. L'idée d'un transport laiteux, fut la première qui s'offrit, sur la cause de ce nouvel accident. Elle eut recours aux soi-disants remèdes contre le lait, qui ne produisirent d'autres effets que de purger pendant quinze jours que dura l'usage qu'elle en fit. Après quelques temps, la douleur disparut, pour se fixer ensuite sur la jambe droite. Cette récidive rappela l'idée du lait répandu, qui fut fortifiée par quelques femmes de sa connaissance. Sur leurs conseils, elle revint aux remèdes anti-laiteux, dont elle fut de nouveau purgée. Elle obtint de ces purgatifs un soulagement momentané, mais au détriment des forces digestives qui avaient beaucoup diminué. Ce succès ne fut pas de longue durée ; la douleur s'étant manifestée bientôt après, au bras du côté opposé. Sur ces entrefaites elle redevint enceinte et se félicitait de cette nouvelle grossesse, croyant que les couches prochaines entraîneraient l'ancien lait. L'accouchement et ses suites n'offrirent aucune particularité ; et à peu de temps de là , les douleurs se firent sentir de nouveau , et furent accompagnées de malaise, de pesanteur d'estomac et de tiraillements nerveux qui me parurent dépendre , et de l'effet des purgatifs , et de l'irritabilité qui se remarque chez les femmes , longtemps encore après leurs couches. L'existence du lait répandu fut prise de nouveau pour certaine , et je fus consulté sur l'usage qu'elle se proposait d'en faire. J'employai tout ce qui fut en mon pouvoir pour détruire cette idée , dont les funestes résultats étaient en évidence, et je crus que la persuasion était d'autant plus facile qu'elle s'apercevait du changement désavantageux qui s'était opéré en elle. Elle parut se rendre à mes représentations , et me promit de suivre le traitement que je lui prescrivais. Cette promesse fut vaine. L'idée de lait répandu prévalut encore , et les anti-laiteux furent employés en secret. L'effet que devaient produire de pareils remèdes, ne tarda pas à se manifester ; mais ce ne fut que lorsque les accidents furent graves, qu'elle éprouva des douleurs aigues à l'estomac , une fièvre nerveuse, des tiraillements dans la poitrine et dans les membres, qu'elle prit le parti de me faire appeler. Alors les douleurs rhumatismales affec-

taient d'une manière presque continue la hanche
et la cuisse droites, elle éprouvait un déchirement
aigu dans toute la tête. La maigreur dans laquelle
elle se voyait, lui avait inspiré les craintes les
plus vives, des idées sombres, lugubres occu-
paient son imagination, et le découragement
était au point de ne lui permettre qu'un faible
espoir de guérison. Après l'avoir rassurée, je lui
prescrivis quelques moyens qui calmèrent l'état
aigu, bientôt elle suivit mon traitement anti-
rhumatismal, et en deux mois elle fut entièrement
guérie.

Du rhumatisme fixé sur les mâchoires produisant
leur resserrement ou trismus.

Le rhumatisme qui se fixe sur les mâchoires,
produit des phénomènes semblables à celui qui se
fixe sur les tempes; la douleur devient insupportable lorsqu'elle s'étend profondément jusqu'à la
membrane qui revêt les mâchoires. Je l'ai observé
plusieurs fois occupant ces deux parties et produisant bientôt le trismus ou resserrement des
mâchoires.

Du rhumatisme simulant une affection
scorbutique.

OBSERVATION.

Lorsque le rhumatisme qui a fixé son siége sur

2

les mâchoires, sévit longtemps sur les gencives, il y détermine parfois une inflammation chronique dont les caractères apparents et les effets destructeurs, simulent une affection scorbutique.

Une dame, aujourd'hui âgée de quarante-huit ans, douée d'une forte constitution et d'un embonpoint décidé, n'avait eu, jusqu'en 1828, d'autres indispositions que celles attachées à l'état de femme en couches, et quelques atteintes de douleurs rhumatismales, qui avaient parcouru les mâchoires et les extrémités inférieures. A cette époque, le rhumatisme se porta sur la tempe du côté droit et sur les mâchoires du même côté, où il prit un siége fixe. La douleur qu'il détermina fut attribuée à la carie d'une ou plusieurs dents, et combattue selon les conseils d'usage, par les essences de toute espèce et successivement par l'extraction. Loin de soulager, ces moyens provoquèrent une fluxion sur les mâchoires, avec engorgement sanguin dans les gencives; et lorsque la fluxion fut dissipée, les gencives restèrent flasques, sanguinolentes et sans adhérences avec la partie des dents qu'elles recouvrent. Après quelque temps de calme, le rhumatisme, activé par les vicissitudes de l'atmosphère, se porta de nouveau sur les mâchoires et rappela les premiers accidents. A peine cette attaque eut-elle cessée qu'elle fut suivie d'une troisième et de plusieurs autres. L'engorgement des gencives ainsi entretenu par des atteintes successives du principe rhumatismal, prit le caractère des inflammations chroniques, accompagné de souffrances habituelles, aggravé par l'air humide extérieur, le chaud ou le froid des aliments, et qui très-souvent rendait la mastication impossible.

On opposa à cet état fluxionnaire les vésicatoires, les sangsues, les délayants et les calmants. Mais ces moyens n'apaisèrent point la douleur, et les gencives, devenant de plus en plus molasses, livides, présentèrent l'idée du sorbut. Pour combattre cette prétendue maladie, on employa tout ce que l'art connaît de médicaments, sous le nom d'anti-scorbutiques, pendant plusieurs mois. Cependant l'état des gencives n'avait point été amandé par l'emploi de ces remèdes ; la douleur était devenue permanente et accompagnée d'une fièvre d'irritation : c'est dans ces circonstances que je fus consulté en 1830 par la malade.

La bouche examinée m'offrit une rougeur morbide dans la membrane qui la recouvre ; les gencives déprimées ne garnissaient plus les dents, elles laissaient à nu la partie à laquelle elles avaient été adhérentes ; on apercevait sur le bord des alvéoles un bourrelet en forme de demi-cercle, qui était très-sensible au toucher et d'une couleur livide. Les dents, les incisives surtout et les canines, étaient mobiles, vacillantes, et semblaient s'être allongées. La constitution était bonne encore, l'embonpoint peu diminué, les fonctions assez régulières.

Les moyens que je conseillais furent dirigés, d'une part contre l'état fluxionnaire, et de l'autre contre le rhumatisme, cause première de la fluxion ; et, dans l'espace d'un mois et demi j'obtins une guérison complète.

En comparant les symptômes et les effets du scorbut, avec ceux qu'on vient de lire, il est facile d'établir la différence et de juger de l'erreur dans laquelle on était tombé.

Pendant la durée d'une attaque rhumatismale à l'extérieur, les forces n'éprouvent pas une grande diminution, les fonctions sont régulières et l'état général de santé se soutient. Tandis que sous l'action du scorbut, la constitution se détériore promptement, le visage devient pâle, bouffi, plombé, les gencives se tuméfient, sont flasques, livides et fongueuses ; les lèvres prennent la couleur d'un rouge plus ou moins foncé ; l'haleine est fétide, des taches paraissent à la peau ; un dévoiement d'une matière séreuse, putride, se manifeste ; les jambes s'enflent, il y a difficulté dans les mouvements et des hémorragies surviennent.

Du rhumatisme fixé sur les dents.

Le rhumatisme qui sévit sur les mâchoires et sur une ou plusieurs dents saines, emprunte les caractères de la douleur produite par la carie, et se cache ainsi sous l'apparence d'une cause qui n'existe point. Il arrive aussi que le rhumatisme ambulant est appelé sur les mâchoires par l'irritation de correspondance qui produit la carie de quelques dents qui en sont atteintes, et alors les symptômes respectifs du rhumatisme et de la carie agissent en même temps et avec une dominance alternative. Ces différents symptômes semblent aux yeux du malade appartenir à un seul principe qu'il est naturel de voir dans la carie, soit parce qu'elle est matériellement évidente, soit parce que le rhumatisme emprunte les caractères de sa douleur. Et cependant, combien n'est-il pas essentiel d'échapper à l'erreur dont les résultats ordinaires ont deux inconvénients majeurs, le premier est l'usage de différents remèdes irritants, qui fixent de plus en plus le rhumatisme sur les mâchoires ; le second est d'avoir recours à l'extraction des dents que l'on croit altérées par une carie interne, et qu'ensuite on reconnaît parfaitement saines ; extraction qui, loin d'être suivie du calme espéré, laisse souvent un surcroît de souf-

france, surtout s'il n'y a point d'engorgement
sanguin dans les gencives.

Les signes qui distinguent de la douleur produite par la carie, celle du rhumatime siégeant
sur les mâchoires et les dents, sont nombreux. La
douleur du rhumatisme n'a pas plus de fixité dans
cette partie que dans l'ensemble des extrémités
et du tronc. Tantôt elle longe et occupe l'un ou
l'autre côté des mâchoires ; tantôt elle se concentre
dans un point qu'elle abandonne pour se porter
sur un autre, et revenir au premier ou siéger
sur un troisième. Elle est en général instantané-
ment aggravée par la pression du toucher prome-
née à l'extérieur ; elle est de même plus ou moins
exaspérée et pour un temps plus ou moins long,
par les spiritueux. Lorsqu'elle sévit seule, qu'elle
n'est point exaspérée par des traitements inopor-
tuns, elle ne s'accompagne pas de rougeur si ce
n'est quelquefois aux gencives.

La carie produit une douleur fixe dans la dent
altérée. Cette douleur opère pour l'ordinaire une
fluxion sur les gencives et sur la joue, elle se
réveille et s'exaspère sous le choc d'un fer qui,
après avoir touché plusieurs dents saines, frappe
celle qui est cariée, effet que produit le contact
de l'air ou des boissons froides après des aliments
chauds. Lorsque la fluxion arrive, la douleur de la
carie s'apaise, mais si elle se complique de rhu-

matisme, loin de s'amander elle augmente, prend le caractère lancinant, et lorsque la fluxion cesse, la douleur rhumatismale lui survit.

Du rhumatisme fixé sur les parties externes et internes de l'œil.

OBSERVATION.

Le rhumatisme se fixe souvent, tantôt sur les parties externes des yeux, tantôt sur les membranes dont se compose l'organe de la vue. A l'extérieur il n'offre rien de grave, si ce n'est la durée de la douleur et des symptômes d'irritation chronique qui résistent à tous les moyens. Mais, si le rhumatisme vient à frapper les membranes internes de l'œil, outre les douleurs très-vives qu'il peut provoquer, il peut encore amener la perte de la vue en déterminant, soit une cataracte, ou une amaurose, soit la contraction de l'iris et des adhérences incurables. J'ai eu lieu de me convaincre de ce que j'avance, par une série d'observations que je publierai plus tard.

Le nommé Joseph B., rentier, d'une bonne constitution et d'une santé soutenue, avait contracté un rhumatisme chronique, qui n'attaqua longtemps que les membres. Il se porta enfin à la tête, où après avoir erré, il revint d'abord plus fréquemment et bientôt exclusivement sur les yeux. Il se fixa définitivement sur les membranes internes ; et lorsque je fus consulté, la cécité me parut sur le point d'être complète. Le malade avait souffert horriblement ; il avait employé inutilement une foule de remèdes ; il avait une cataracte. Je pensais, d'après ce qu'il avait éprouvé, qu'elle devait se compliquer d'amaurose. Je tentais néanmoins l'opération, mais sans succès, et le malade est resté totalement aveugle.

Du rhumatisme fixé sur les parties externes et internes de l'oreille.

J'ai souvent observé le transport du rhumatisme sur les parties de l'oreille externe et les douleurs sont à peu près les mêmes que lorsqu'il attaque les tempes.

Je ne l'ai vu qu'une seule fois, d'une manière bien évidente, siéger dans l'oreille interne, ou, sans cesser d'être chronique, il était accompagné d'accidents inflammatoires qu'il avait déterminés. Le malade accusait des douleurs atroces. Je ne reconnus leur nature que par l'existence de douleurs rhumatismales antécédentes, fixées sur l'épaule gauche, et qui avaient disparu.

Du rhumatisme fixé sur la circonférence de la poitrine.

On voit le rhumatisme siéger sur chacune des

parties qui constituent la circonférence de la poitrine. Dans ces régions il affecte principalement les extrémités humérales et sternales de la clavicule, surtout l'angle inférieur de l'omoplate, ou la partie moyenne du sternum. Il prend même dans ces derniers points, un caractère de fixité qu'il n'a pas dans les autres parties de la poitrine que nous venons de signaler. Là il provoque une gêne dans la respiration, une toux qui fait naître l'idée de quelque affection grave de la poitrine. Il en est de même du rhumatisme fixé au dos et entre les épaules; mais, à l'aide des signes généraux du rhumatisme, il sera toujours facile de distinguer la nature de ces différents symptômes.

Du rhumatisme fixé sur la région abdominale.

Le rhumatisme chronique fixé sur les différentes régions de la cavité abdominale n'offre rien de remarquable. Cependant il est important de ne pas se méprendre sur la cause de la douleur, lorsque le sujet qu'elle tourmente est une femme enceinte. Elle peut alors offrir l'idée d'un engorgement sanguin dans les vaisseaux profonds. Cette erreur pourrait conduire à pratiquer la saignée qui serait nuisible en quelques circonstances. Il suffit de signaler cette erreur que j'ai vu commettre, pour l'éviter.

Du rhumatisme fixé sur les lombes et produisant le lumbago.

On voit fréquemment le rhumatisme se fixer sur les lombes, et plus particulièrement chez les personnes qui dans des travaux pénibles font exécuter à la colonne épinière des mouvements forcés. Il atteint aussi fréquemment les personnes qui ont l'imprudence de se coucher sur la terre humide et fraîche pendant les chaleurs de l'été. Ce qui fait considérer le lumbago comme plus fréquent en été qu'en hiver.

Lorsque le lumbago est léger, superficiel, il ne produit qu'un malaise, les parties étant en repos. Mais il détermine une douleur vive, lorsqu'on fléchit le corps en avant, et qui augmente encore lorsqu'on se redresse. Le malade peut encore marcher, mais il est raide, comme tout d'une pièce.

Si le lumbago est plus profond, plus aigu, les douleurs sont beaucoup plus vives, le malade est même obligé de garder le lit, et ne peut seul ni remuer, ni changer de position. En général le toucher exaspère les douleurs. Il se prolonge sans fièvre, ce qui le distingue de la douleur lombaire que produit un état saburral, un état fébrile, etc.

Chez les femmes, la douleur du rhumatisme

chronique, fixé sur les lombes, emprunte souvent
les apparences de celles qui naissent dans ces régions, et qui appartiennent ou à une menstrua-
tion difficile, ou à la suite d'un accouchement
laborieux, à une maladie de l'utérus, à une irritation quelconque. Mais il est facile d'échapper à
cette simulation, parce que, dans ces divers cas,
la douleur sympathique de l'utérus, qui longe
ordinairement la partie interne des cuisses, est
presque habituelle, soit dans l'état de repos, soit
dans celui de mouvement, qu'elle reçoit un soulagement momentané d'une pression légère exer-
cée sur les lombes, et que d'ailleurs les maladies
de l'utérus ont des moyens positifs d'investigation.

*Du rhumatisme fixé sur les parties qui entourent
l'articulation supérieure de l'os de la cuisse,
sur cette articulation elle-même et le nerf
sciatique.*

Il est très commun de voir le rhumatisme fixé
dans les parties qui entourent, ou dans celles qui
constituent l'articulation supérieure du fémur, et
suivant en général le trajet du nerf sciatique.
Alors le rhumatisme prend le nom de sciatique.
Confondant ainsi sous une même dénomination
deux affections différentes, l'une rhumatismale
qui peut avoir son siége dans les muscles ou les

parties fibreuses de l'articulation, ou sur le trajet du nerf lui-même ; l'autre, la névralgie du nerf sciatique, pour laquelle on réserve spécialement cette dénomination de sciatique, ou névralgie fémoro-poplite.

Il me semble que pour éviter toute confusion dans le langage comme dans la pensée, on devrait établir la division suivante :

Sciatique essentielle ou nerveuse.

Sciatique symptomatique ou rhumatismale.

Il est encore bien facile de confondre la sciatique-rhumatismale, avec la douleur produite par un coup, une chûte, un abcès, une lésion de l'articulation, etc. La difficulté de bien distinguer le rhumatisme est très-grande chez les enfants, qui ne peuvent rendre compte d'une douleur contractée en se couchant sur une terre humide, de celle d'une chûte, par exemple, que les domestiques ont intérêt à cacher, et qui n'offre pour tout signe que la claudication. Et cependant chez les individus mal disposés, scrophuleux, la sciatique rhumatismale peut amener une affection bien grave, la luxation spontanée du fémur.

Les signes qui appartiennent à la douleur rhumatismale sont l'apparition et la disparition subite de cette douleur, son augmentation par le toucher ou le mouvement imprimé au grand trochanter, l'absence de fièvre. Dans le grand nombre de sciatiques rhumatismales qui ont été l'objet de mon attention , j'en ai vu bien peu qui fussent entièrement exemptes des signes qu'offre la sciatique nerveuse. J'aurais pu m'en laisser imposer sur leur nature , si, frappé du mélange de ces symptômes avec les signes généraux du rhumatisme chronique , je ne m'étais assuré que les caractères nerveux qui m'étaient offerts n'étaient qu'un emprunt fait au tempérament par l'affection rhumatismale , aperçu confirmé bientôt par l'efficacité de ma méthode.

Ce n'est donc que par les caractères généraux qui sont propres au rhumatisme chronique , et qu'il conserve en empruntant ceux des différentes douleurs qu'éprouve le nerf sciatique , qu'on peut distinguer la sciatique rhumatismale de l'inflammation des muscles psoasiliaques connus sous le nom de psoitis , de la sciatique nerveuse essentielle. Quant à sa complication avec l'état nerveux , elle sera reconnue et rendue évidente , pour peu que l'on insiste sur la manière d'être du tempérament nerveux.

Rhumatisme du genou.

Il en est de même du rhumatisme du genou, on ne saurait trop le surveiller chez des individus mal disposés ; il peut amener une tumeur blanche.

Rhumatisme de la plante des pieds.

Le rhumatisme de la plante des pieds n'est point aussi rare qu'on le supposerait, parce qu'il n'a été décrit par aucun auteur. J'en ai observé quelques cas faciles à reconnaître aux signes généraux du rhumatisme chronique.

Le rhumatisme chronique occupe en général les extrémités avant de se porter au tronc, et je n'ai point vérifié cette remarque de quelques auteurs qui pensent qu'il est plus fréquent aux extrémités supérieures chez les jeunes gens, et plus commun aux extrémités inférieures chez les personnes avancées en âge. J'ai cru reconnaître cependant qu'il est plus habituellement aux jambes et aux cuisses chez ceux qui résident dans le rez-de-chaussée, et peu fréquent aux bras et aux épaules chez ceux qui, habitant les étages supérieurs, ne sont exposés qu'à l'humidité de l'athmosphère. En un mot, le rhumatisme chronique, comme le rhumatisme aigu affecte le plus souvent la partie frappée par la cause déterminante.

Il est rare que le rhumatisme chronique débute en attaquant deux membres en même temps, mais il les parcourt alternativement ainsi que toutes les parties du tronc, et lorsque ces séjours sont de quelque durée, alors les membranes et les membres qui reçoivent le plus fréquemment ses impressions sont modifiés de manière à perdre par degré leur mode d'être naturel ; ils contractent une gène dans l'exercice des mouvements qui peut amener la paralysie.

Du rhumatisme et de la goutte.

Avant de terminer le tableau des rhumatismes chroniques, parcourant les extrémités et simulant les affections locales que j'ai désignées, il me reste à parler de la goutte. Elle a une telle analogie de caractère avec celui du rhumatisme, ces deux douleurs ont souvent une si exacte ressemblance dans leurs symptômes respectifs, que les anciens les avaient confondues, et que quelques modernes les regardent encore comme tenant de la même nature, surtout si on ne partage pas l'erreur vulgaire qui fait un signe caractéristique de la goutte, des douleurs qui paraissent aux doigts des pieds et des mains, et conséquemment qui exclut le rhumatisme des petites articulations. Je dis erreur parce que j'ai vu nombre de fois et qu'avant moi d'autres l'avaient également observé, le rhumatisme chronique occuper les petites articulations sans qu'on pût former le moindre soupçon sur l'existence de la goutte, comme aussi sans qu'on puisse méconnaître le rhumatisme aux signes qui lui appartiennent. Un signe caractéristique et qui différencie ces deux affections c'est que le rhumatisme sévit et prolonge ses atteintes sans troubler les fonctions de l'estomac ; la goutte, dans toutes ses attaques, opère une lésion quelconque dans les fonctions digestives.

La douleur rhumatismale est en général obtuse, sans fièvre, sans gonflement et rougeur à la peau. La douleur de la goutte est plus ou moins aiguë, toujours lancinante, fréquemment accompagnée de fluxion et quelquefois de fièvre.

Enfin, quelque soit la fixité du rhumatisme, il ne produit aucune concrétion comme la goutte.

Cependant ces deux états peuvent se compliquer, et on conçoit combien il est difficile de les reconnaître. Pour moi, je suis porté à penser que le rhumatisme et la goutte sont deux affections de même nature, mais dont l'une est modifiée par une certaine disposition du sujet attaqué, disposition inconnue, développée peut-être par sa manière de vivre, ses habitudes sociales, et dont il faut tenir compte dans le traitement.

Du rhumatisme fixé sur les organes internes.

Quelque soit son siége à l'extérieur, quelque soit le temps plus ou moins long qu'il y ait séjourné, le rhumatisme peut abandonner brusquement la partie qu'il occupe et se porter sur l'un des organes profonds. La facilité avec laquelle il se déplace, la rapidité avec laquelle il se transporte d'un organe sur un autre sans affecter les parties intermédiaires rendent très-fréquente sa translation sur les organes internes. Rarement, je l'ai vu se développer primitivement à l'intérieur.

Les accidents que détermine le rhumatisme agissant sur les parties internes, diffèrent de ceux qui sont produits par le rhumatisme fixé à l'extérieur; ils empruntent leur expression particulière de la lésion de fonction de l'organe affecté.

Du Rhumatisme fixé sur le cerveau.

OBSERVATION.

Le rhumatisme chronique, qui de l'extérieur se porte sur le cerveau, détermine des accidents qui peuvent devenir mortels; il est difficile d'assigner précisément son siége. Cependant, comme à l'extérieur il affecte ordinairement les membranes, l'analogie autorise à penser que lorsqu'il se porte à l'intérieur du crâne, il attaque les méninges.

On reconnaît le rhumatisme du cerveau à la douleur de tête intérieure, qui ne se prononce d'abord que dans un point, tantôt à la partie antérieure, tantôt sur l'une des parties latérales, le plus souvent à l'occiput, et qui, après une certaine durée, occupe toute la tête. Cette douleur est accompagnée de chaleur, de battements, suivie d'une insomnie habituelle. Si le sommeil l'emporte quelquefois, il est bientôt interrompu par des rêves fatiguants et des soubresauts. Les facultés intellectuelles sont troublées; les organes de la vue ne peuvent supporter une vive lumière. Le malade éprouve des horripilations, il passe alternativement de la gaîté à la tristesse, du calme à l'agitation. Si à cet état d'irritation succède un état inflammatoire, alors se déclarent tous les signes qui caractérisent l'irritation des méninges.

Il est rare cependant de voir cette série de symptômes que nous venons d'énumérer. Le rhumatisme chronique se borne le plus souvent à déterminer une douleur interne plus ou moins aiguë, tensive; mais qui semble presque toujours porter atteinte aux facultés intellectuelles.

Le rhumatisme sur le cerveau peut également produire tous les phénomènes de l'apoplexie.

Je fus appelé, dans le courant d'octobre 1832, dans un hôtel pour un voyageur qui, me disait-on, souffrait d'une rétention d'urine. Je trouvai le malade assis, tenant sa tête entre ses mains, frappant des pieds et poussant des cris lamentables. Sur les questions que je lui fis, j'appris qu'il était sujet à une difficulté d'uriner qui revenait par intervalle et qui datait de la cessation de douleurs

rhumatismales qui avaient parcouru toute l'habitude du corps ; qu'ayant éprouvé cette douleur
en mettant pied à terre , il avait eu recours à des
fomentations sur le bas-ventre , qui autrefois l'a-
vaient soulagé, et qu'à défaut de décoction prête ,
pressé par la douleur , il s'était couvert le ventre
de linges trempés dans l'eau froide ; ce qui avait
fait cesser l'accident , mais en donnant lieu peut-
être à un mal de tête insupportable. Pendant que
je méditais sur les moyens convenables de le soulager et que j'écrivais mon ordonnance , le malade
tomba de son siége à terre. Il était sans connaissance et dans un état soporeux , accompagné
d'une gêne dans la respiration , refroidissement
des extrémités , un pouls petit , intermittent. Il
n'y eut pas un moment de perdu : les remèdes
convenables lui furent immédiatement adminis-
trés. Le malade reprit connaissance cinq heures
après l'avoir perdue , et il fut ainsi arraché à une
mort qui eut été inévitable si les secours n'avaient
pas été aussi prompts.

Soumis ensuite à un traitement anti-rhumatismal , il fut délivré de ces accidents de vessie.

Du rhumatisme fixé sur la poitrine.

OBSERVATION.

Le rhumatisme chronique fixé sur les organes
contenus dans la poitrine , occasionne une mul-

titude d'affections qui, si on les observe un peu
légèrement, trompent le médecin et sont prises
pour des maladies produites par des causes qui
n'existent point. Ces affections sont relatives au
siége qu'occupe le rhumatisme et à son intensité.
Lorsqu'il se porte sur les bronches, c'est une
toux, avec gêne plus ou moins grande dans la respiration, qui semble ne point différer de la toux
catarrhale appelée ordinairement rhume. J'ai vu
fréquemment cette erreur. Je crois qu'il est intéressant d'en citer une observation.

Un jeune homme de vingt-quatre ans, était fa-
tigué depuis nombre d'années d'une toux sèche,
qui revenait par intervalle, et qui inquiétait
d'autant plus sa famille qu'il était d'une constitution délicate, que tous les moyens dont on avait fait
usage étaient restés sans effet et que l'une de ses
sœurs était morte d'une maladie de poitrine.
Consulté, et renvoyant à fixer mon opinion lorsqu'il ne me resterait plus rien à recueillir sur le
passé et le présent, je m'aperçus après un assez
long examen que la toux disparaissait lorsqu'une
douleur rhumatismale dont il était atteint se faisait
sentir sur les extrémités ou sur les mâchoires. Je
communiquai ces observations à la famille, qui ne
les prit pas en grande considération. Cependant,
ayant examiné avec suite cette alternative de souf-
rances on ne put refuser de se rendre à l'évidence

matérielle que la toux était nulle lorsque la douleur
sévissait sur les mâchoires , et qu'il n'existait plus
de douleur aux mâchoires lorsque la toux repa-
raissait. Une fois fixé sur la cause et la nature
de la maladie , il me fut facile de la guérir, et la
famille fut complètement rassurée.

Pleurésie et pneumonie rhumatismales.

Lorsque le rhumatisme se fixe sur la plèvre et
le poumon , il peut, selon la disposition du sujet ,
irriter ces parties au point de déterminer la fièvre,
une difficulté de respirer , des crachats sanguino-
lents , et alors, la douleur prenant le caractère
aigu , constitue la maladie connue en médecine
sous le nom de pleuro-pneumonie rhumatismale.

Cette pneumonie , différant des autres espèces,
soit par les symptômes qu'elle développe , soit
par le mode de traitement qui lui est applicable ,
les signes qui lui sont propres ont été recueillis,
et décrits par Stool, avec le talent et la précision
qui caractérisent le profond observateur.

J'ai suivi plusieurs pneumonies produites par
le vice rhumatismal, et je les ai facilement recon-
nues à la douleur de côté qui précède la fièvre,
douleur qui occupe en général une étendue assez
considérable , se propageant de la poitrine jusque
sur les régions du ventre , que le toucher et le

mouvement exaspèrent. L'oppression et la difficulté de respirer èst peu considérable ; l'existence de douleurs rhumatismales antérieures dans les extrémités.

Du rhumatisme développant l'asthme et la phthisie pulmonaire.

OBSERVATION.

Si le rhumatisme est appelé dans la poitrine, soit par une prédisposition des organes, soit par un vice acquis ou héréditaire, il peut développer alors différentes maladies, telles que l'asthme, la phthisie pulmonaire.

Une jeune dame douée de tout ce qui constitue la santé, alarma deux fois sa famille par des oppressions suffoquantes, semblables à celles que produit l'asthme convulsif. Ces accès d'oppression avaient eu lieu à la suite d'une douleur de rhumatisme qui, de la cuisse qu'il affectait sous forme de sciatique, s'était porté dans la poitrine. Le détail du passé ne me laissait aucun doute sur la cause des accidents actuels. Le succès des remèdes dirigés contre elle, confirma bientôt mes prévisions.

J'ai vu trois phthisies pulmonaires dans lesquelles le principe rhumatismal pourrait être considéré ou comme une complication, ou comme une cause déterminante.

Du rhumatisme fixé sur la poitrine, et ne produisant que les effets que l'on remarque lorsqu'il est à l'extérieur.

Cependant le principe rhumatismal qui se porte dans la poitrine ne provoque pas toujours des accidents aigus. Souvent son action n'est que passagère, et ne produit d'autres effets que ceux que l'on remarque lorsqu'il occupe les parties extérieures. Tantôt c'est une sensation douloureuse qui paraît tout à coup et se dissipe de même, tantôt c'est une toux fréquente, avec ou sans expectoration, qui disparaît de même tout à coup, sans aucun remède et sans irritation consécutive des poumons.

Du rhumatisme fixé sur le cœur et le péricarde.

Le cœur par sa structure éminemment musculaire doit être très-susceptible de devenir le siége de l'affection rhumatismale, soit primitivement, soit consécutivement, et en effet on l'observe fréquemment surtout à l'état chronique.

J'ai connu beaucoup de rhumatisants atteints de douleurs précordiales avec un sentiment d'oppression sous le sternum, dyspnée, palpitations non seulement en montant un escalier, en marchant vîte, mais aussi pendant la nuit, et brusquement. J'ai vu ces malades que l'on avait condamnés à une mort certaine, parce que on les croyait atteints d'une lésion organique du cœur, guérir comme par enchantement, par une attaque de rhumatisme ou de goutte qui déplaçait le principe fixé sur le cœur.

On peut en dire autant de cette série de symptômes désignés sous le nom d'augine de poitrine.

Si des symptômes qui tiennent évidemment au cœur et qui ne peuvent être rapportés ni à une péricardite, ni à une affection organique bien évidente, et que les symptômes aient lieu chez un sujet rhumatisant ou né de parents rhumatisants, il faut alors être très-circonspect sur le pronostic, parce que dans ce cas il y a bien des probabilités pour penser que l'on a affaire à une affection rhumatismale rétrocédée, et donnant lieu à tous les phénomènes de la péricardite et de l'épanchement consécutif. C'est surtout dans le rhumatisme articulaire aigu que cette affection se manifeste, et elle est d'autant plus grave qu'elle peut devenir promptement mortelle, avant même que le médecin ait soupçonné son existence.

Du rhumatisme fixé sur le diaphragme.

L'ordre que nous avons adopté dans l'exposition de l'affection rhumatismale sur les viscères ou organes internes, nous conduit à parler ici de celle qui a son siége dans le diaphragme.

Cette affection est souvent très-douloureuse. Le malade éprouve une barre, un resserrement à la base de la poitrine. Cette sensation douloureuse s'exaspère beaucoup par l'inspiration, par le passage des aliments ou des boissons ; très-souvent il s'y joint une toux convulsive et le hoquet.

Du rhumatisme fixé sur les organes de la cavité abdominale.

Celui qui a étudié et suivi avec soin la marche du rhumatisme chronique, a facilement remarqué la tendance qu'il a de se transporter sur les organes contenus dans la cavité abdominale. Tous peuvent recevoir les atteintes du rhumatisme, néanmoins ceux sur lesquels je l'ai observé le plus fréquemment sont l'estomac et l'intestin, la vesssie et l'utérus. Ce n'est que très-rarement que je l'ai vu attaquant le foie ou la rate, et encore c'était sans présenter de ces signes positifs qui ne laissent aucune prise au doute.

Du rhumatisme fixé sur l'estomac.

OBSERVATIONS.

Lorsque le rhumatisme se porte sur l'estomac. il se présente sous deux formes différentes : tantôt c'est une douleur gravative, avec plus ou moins de permanence dans sa durée ; tantôt sous celui de douleur aiguë mais fugitive.

Le rhumatisme qui affecte l'estomac pour la première ou la seconde fois, est ordinairement accompagné d'une douleur aiguë et d'accidents inquiétants.

Je fus appelé, au mois de novembre 1837, auprès d'une dame, jeune encore ; je la trouvai en proie à une douleur aiguë fixée sur l'estomac depuis huit heures, et qui dès le début, était accompagnée d'un vomissement répété à très-courts intervalles.

Le contact était très-douloureux, la douleur s'étendait jusque sur les hypocondres, et augmentait à chaque mouvement. Point de fièvre. Questionnée, ainsi que sa famille, sur les circonstances du passé immédiat, elle n'avait fait aucun écart dans sa manière de vivre ordinaire. Interrogée sur un passé plus éloigné, elle n'avait jamais eu à se plaindre de sa santé, que relativement à des douleurs aux extrémités, plus ou moins vives, d'une durée plus ou moins longue, et qui semblaient être la suite d'un rhumatisme aigu, qui en 1832 avait parcouru toutes les articulations. C'en était assez pour fixer mon opinion sur la cause d'un état dont la violence subite avait été sans précurseur. Je ne doutai point que cette cause ne fût un transport du rhumatisme sur l'estomac, et dont j'obtins la guérison complète.

Il n'en est pas de même lorsque le rhumatisme a contracté une tendance à se fixer sur l'estomac, et l'a rendu moins impressionnable par ses attaques faibles, mais réitérées. La douleur est alors obtuse, et ne détermine pas d'accidents. Elle conserve son caractère chronique, et peut séjourner longtemps sur ce viscère sans autre inconvénient qu'un état particulier qui le rend plus douloureux lorsqu'il se trouve dans un état de vacuité, et que les malades soulagent en prenant des aliments.

Le rhumatisme fixé sur l'estomac peut simuler toutes les maladies internes capables d'affecter ce viscère. Mais on distinguera le rhumatisme de toute affection de l'estomac par les signes généraux qui lui sont propres, et auxquels on doit ajouter le caractère particulier de la douleur qui alors se présente presque toujours sous la forme d'une ceinture enveloppant l'épigastre et la région lombaire.

Du rhumatisme de l'intestin.

Il en est de même du rhumatisme de l'intestin. Souvent il détermine des symptômes aigus, tels que coliques violentes, dissenterie, ténesme. D'autres fois les symptômes sont moins prononcés : ce sont des coliques peu vives , variant à chaque instant de siége , n'offrant rien de régulier ni de constant sous l'influence de l'alimentation et de la digestion , qui, loin d'augmenter les accidents, les soulagent souvent.

C'est surtout par suite de certaines conditions atmosphériques que les souffrances deviennent plus vives, et principalement quand l'air est froid et humide.

C'est particulièrement sur les désordres de l'estomac et de l'intestin , déterminés par le rhumatisme, que je veux fixer l'attention, parce que tous les jours ils sont confondus avec de prétendues affections inflammatoires ou nerveuses. Mais toutes ces gastrites ou gastro-enterites , ces gastralgies ou enteralgies se guérissent promptement , lorsque leur nature est reconnue. Il sera toujours facile de la reconnaître aux signes généraux du rhumatisme, et en considérant la marche , la durée de l'affection. Ainsi, lorsqu'un individu souffre de l'estomac et de l'intestin depuis longues années, souffrances qui ont résisté à tous les traitements , si même elles ne sont pas exaspérées ; s'il a conservé son embonpoint, s'il y a absence de fièvre, si surtout il a eu des douleurs rhumatismales , ou s'il est né de parents rhumatisants ou goutteux , on peut diagnostiquer avec certitude un principe rhumatismal fixé sur l'estomac et l'intestin.

J'ai constaté plusieurs fois l'existence du rhumatisme sur les reins chez les personnes sujettes à la gravelle. Mais le transport du rhumatisme chronique sur les organes peut être déterminé par tout autre cause que la gravelle.

Du rhumatisme sur la vessie.

OBSERVATION.

Les cas de répercussion du rhumatisme sur la vessie sont assez fréquents, et je l'ai observé nombre de fois sous chacune des trois formes dont il est susceptible : sous celle de douleur obtuse, avec sensation pénible dans l'émission des urines ; sous celle de douleurs aigues avec *ischurie,* ou suppression d'urine ; sous celle enfin de douleur chronique provenant des désordres qu'avaient produits ou ses attaques, ou son séjour prolongé.

Une dame, née en Provence, fixée à Paris depuis dix ans, fut atteinte d'une douleur rhumatismale, à la suite d'une troisième couche, qui eut lieu en 1832. Ces douleurs parurent pour la première fois à la cuisse droite, et delà à la jambe gauche. Elles se portèrent ensuite sur la vessie où elles séjournèrent une huitaine de jours. Elles furent ensuite attaquer le bras droit, et le quittèrent bientôt pour regagner et se fixer sur la région hypogastrique, sous forme de douleurs gravatives, ne s'exaspérant d'ailleurs que sous la pression, mais étant accompagnées de gêne dans l'écoulement des urines, et d'un état de malaise dans le bassin.

Un tel tableau du passé et du présent ne laissait aucun doute sur la cause unique de ces douleurs à la vessie, et le succès du traitement ne tarda point à le confirmer.

Je fus appelé en 1837 auprès d'un malade encore dans la force de l'âge, je trouvai la vessie dilatée, très-sensible au toucher. Les besoins d'uriner étaient fréquents, et la violence des efforts, que chaque besoin commandait à un homme robuste et plein d'énergie, avait déterminé la chûte du rectum. L'inutilité des moyens nombreux mis jusque-là en usage, la concentration du pouls, une sueur froide qui couvrait le corps, et le découragement dans lequel le malade était tombé, m'inspirèrent quelques craintes sur le prolongement de la rétention d'urine. Mes craintes redoublèrent en apprenant, par les réponses que l'on fit à mes questions, qu'il y avait impossibilité à introduire la sonde.

On avait anciennement prescrit des bains à ce malade qui alors, par suite de plusieurs gonorrhées, portait dans l'urètre un obstacle que l'on avait combattu en vain pendant douze ans par l'usage des bougies simples.

Ces bains ayant été pris sous l'influence du froid humide, avaient donné lieu à un rhumatisme qui s'était fixé sur le genou droit avec tous les caractères aigus et dont la durée fut de six semaines. Ce rhumatisme devenu chronique, n'était plus regardé par le malade, que comme une douleur locale, accidentelle et insignifiante, lorsqu'il reparut sur la jambe gauche avec le caractère obtus. Après avoir séjourné pendant quelque temps sur cette partie, il s'était porté sur la vessie, toujours avec le même caractère et toujours sous le nom équivoque de douleurs qui bientôt devinrent aigues et déterminèrent une ischurie complète.

Il eut été difficile de s'égarer au jour dont ce précis éclairait la cause de ces douleurs, dont l'origine primitive n'était point dans la vessie, mais au genou droit, n'était point due à une altération propre à ce viscère, mais au rhumatisme d'abord aigu et successivement chronique.

Il était urgent de vider la vessie; je fus assez heureux pour y parvenir, et trois heures après, mes craintes d'une terminaison funeste furent changées en certitude de guérison. Après avoir calmé les symptômes accidentels, je n'eus plus qu'à m'occuper de l'affection rhumatismale par les moyens dont j'avais dès longtemps reconnu l'efficacité.

Du rhumatisme fixé sur l'utérus.

OBSERVATION.

L'utérus est assez souvent le siége du rhumatisme, surtout chez les femmes qui ont eu des enfants. Outre les rapports de sympathie, qui le lie avec les principaux organes, outre les fonctions qu'il remplit et les changements divers qu'il éprouve dans les différents âges, l'utérus, après l'accouchement, est souvent relâché, ou dans un état fluxionnaire qui favorise le transport rhumatismal. Ainsi, souvent la matrice devient tout à coup et pour quelque temps seulement, le siége de douleurs que la malade compare à celles de l'accouchement et qui sont quelquefois assez vives pour rendre la marche impossible ; quelque fois la pression aggrave la douleur, dont les exacerbations sont très-irrégulières, quelquefois réveillées par les moyens qui les avaient calmées la veille. L'examen le plus scrupuleux ne fait découvrir aucun changement dans le volume, la forme, la position de l'organe. Il n'y a ni leuchorrhée, ni dérangement dans les règles. Aucun mouvement fébrile.

Une dame, jeune encore, contracta, en 1830, un rhumatisme chronique qui se fixa sur la cuisse droite. Après avoir parcouru plusieurs autres parties, il se fit sentir sur l'utérus, sous forme de pesanteurs habituelles, et de douleurs sourdes plus ou moins prolongées. Les douleurs cessèrent pour un temps, mais elle en éprouva à l'estomac, puis au genou et enfin de nouveau à l'utérus; ce retour et la persévérance accompagnés d'une disposition morale de la malade lui firent redouter une affection grave de cet organe et je fus consulté. Il ne me fut pas difficile de reconnaître une cause rhumatismale, et la guérison ne tarda pas à dissiper ses craintes.

Je veux encore citer une observation, car je regarde comme important de bien fixer l'attention sur ces douleurs *protéiformes*, pour éclairer sur leur véritable nature, et écarter de l'esprit de plus d'une femme effrayée, ces craintes sans fondement, mais qui au premier abord semblent justifiées, et qui présentées par la malade avec l'espèce d'éloquence que donne la frayeur du mal, les communiquent au médecin et le met dans la nécessité d'une investigation pénible et quelquefois d'un traitement intempestif.

Une dame, âgée de soixante ans environ, éprouva en 1835 une douleur rhumatismale au petit doigt de la main gauche; bientôt elle se porta successivement aux jambes et à la main droite. Au mois de novembre 1837, la douleur, qui, jusque là, ne s'était fait sentir qu'aux extrémités, se manifesta dans la région lombaire, rendit les mouvements très-douloureux , se dissipa peu à peu et se fixa enfin sur la région hypogastrique. La malade éprouva alors sur l'utérus une douleur vive , lancinante parfois, qui, lorsqu'elle se calmait, laissait une sensation de pesanteur très-pénible qui donna des craintes pour une affection grave de l'utérus. Je fus appelé dans un moment d'exacerbation ; je trouvai la malade se promenant dans son appartement, forcée de s'arrêter à chaque instant et d'obéir à l'impulsion de la douleur qui pressait sur le rectum et sur l'utérus de manière à produire la même sensation qu'elle se rappelait avoir éprouvée dans le travail de chaque accouchement. L'utérus était dans son état normal , le pouls devenait dur et accéléré à chaque accès de la douleur. Les renseignements qui me furent donnés sur ce qui avait précédé ne me laissèrent aucun doute sur la nature des douleurs antérieures , et sur celles qui existaient actuellement. Soumise à mon traitement anti-rhumatismal , elle ne tarda point à en éprouver les heureux effets et à obtenir une guérison complète.

L'état de grossesse peut appeler le rhumatisme chronique sur l'utérus , et les douleurs que cet organe éprouve alors peut faire craindre un accouchement prématuré.

En 1828 , une dame âgée de trente-cinq ans, devint enceinte pour la septième fois. Parvenue

au sixième mois de sa grossesse sans autres souffrances que celles qui sont ordinaires à cet état,
elle ressentit sur l'utérus des douleurs d'abord
sourdes, progressivement aigues et qui s'étendi-
rent dans toute la région hypogastrique jusqu'aux
lombes et au coxis, n'accordant que peu de durée
aux intervalles de suspension. Cet état durait
depuis plusieurs heures lorsque je me rendis près
d'elle. Le pouls était profond, accéléré, la région
hypogastrique très-sensible au toucher ; il y avait
une perte blanche qui datait d'une couche précé-
dente et l'orifice de la matrice ne présentait aucun
indice de travail. Je multipliai mes questions à la
malade ; aucune de ses réponses ne m'offrit de
lumières sur la cause directe ou indirecte de ses
souffrances, et je fus réduit à ne prescrire que les
boissons d'usage. On ne tarda pas à me rappeler
une seconde fois ; les douleurs avaient acquis un
degré d'activité insupportable ; cependant l'état
des parties était toujours le même, nul signe
indicateur ne s'était manifesté. Je profitai du premier intervalle de calme pour renouveler mes
questions, et, l'état du moment laissant à la malade toute sa présence d'esprit, j'appris que depuis longtemps elle était sujette à des douleurs
qui paraissaient sans causes et disparaissaient sans
remèdes, tantôt au bras, tantôt au cou, aux
jambes, souvent aux reins. J'appris que depuis

trois jours seulement elle était délivrée d'une douleur au bras qui s'était dissipée subitement. A ces renseignements précis, rapprochés des signes qu'offraient et la nature des souffrances actuelles et l'état des différentes parties, je ne pus méconnaître un transport rhumatismal sur l'utérus. Je n'hésitai donc pas à me renfermer dans le cercle des moyens dont j'ai si souvent cité l'efficacité et qui eurent un plein succès.

Telles sont les différentes formes que peut prendre le rhumatisme chronique, tels sont les signes qui feront reconnaître ce principe insidieux, dont le mécanisme d'identification est aussi inconnu que l'essence; mais à l'aide de ces signes que j'ai signalés dans les différentes observations que j'ai citées, il sera facile de le reconnaître sous toutes ses métamorphoses, et plus d'un lecteur aura sans doute reconnu bien des traits de ressemblance avec l'état qu'il éprouve.

J'espère donc que cet ouvrage mettra tout malade qui l'aura lu en état de prévenir les questions du médecin, ou d'y répondre de manière à jeter sur la maladie le premier trait de lumière, sans lequel le génie même, quoique développé par la théorie et fécondé par la pratique, éprouve les hésitations d'un doute souvent funeste.

Le traitement que je suis parvenu à découvrir
est aussi simple que facile, aussi prompt qu'effi-
cace. On doit comprendre sans peine qu'il ne peut
pas être employé indistinctement et de la même
manière ; il faut en modifier l'application, suivant
les complications qui dépendent de l'âge, du sexe,
du tempérament, des organes affectés, et surtout
de la manière d'être de chaque individu. En sorte
que, au moyen spécial qui m'est particulier, on
doit joindre les moyens propres à combattre ces
complications et qui ne peuvent être appréciées
que par un médecin.

*Guérisons obtenues à l'Hôtel-Dieu et à l'hôpital
de la Salpétrière sur plusieurs malades regardés comme incurables.*

Afin de constater d'une manière positive et au
thentique l'efficacité de mon traitement, son im-
mense supériorité sur tous les moyens connus
jusqu'à ce jour, j'ai dû traiter les cas les plus
graves, les plus invétérés. Je me suis adressé
pour cela aux malades de l'Hôtel-Dieu et de la Salpétrière ; là, j'ai guéri sous les yeux des médecins
de ces établissements plusieurs malades regardés
comme incurables. Je vais en rapporter plusieurs
observations, en commençant par celles de la Salpétrière.

PREMIÈRE OBSERVATION.

Une des guérisons les plus remarquables est celle obtenue sur la nommée Fauvet, dont voici l'histoire :

Cette femme, âgée alors de 48 ans, avait commencé à éprouver des douleurs dans les reins et dans les jambes, à l'âge de 40 ans, époque de la cessation de ses règles. Depuis, la maladie a toujours fait des progrès, et au moment où l'on commença son traitement, cette femme était courbée en angle droit, avec impossibilité absolue de se redresser même de quelques lignes. Douleurs très-vives dans les reins et les membres inférieurs, surtout lorsqu'elle marche. La nuit elles l'empêchent de dormir. Les douleurs ne font qu'augmenter. La malade ne peut faire que quelques pas avec beaucoup de peine à l'aide d'un bâton tenu avec les deux mains, et les bras soutenus de chaque côté par deux infirmières. Il y a plusieurs années qu'elle a été traitée à l'Hôtel-Dieu sans résultat, et, sa maladie jugée incurable, elle fut envoyée à la Salpétrière.

Dès le lendemain du traitement, les douleurs furent moindres, surtout la nuit.

Le quatrième jour, elle marche mieux, elle est un peu moins courbée.

Le douzième jour, la malade est assez redressée

pour pouvoir marcher avec des béquilles, ce qui ne lui était pas arrivé depuis plusieurs années : elle peut faire, et sans souffrir, une cinquantaine de pas, ce qui est beaucoup pour elle.

Le vingtième jour, la nuit plus de douleurs dans les reins ; elle dort paisiblement, quelques douleurs seulement dans le genou ; les jambes acquièrent plus de force ; elle s'est redressée peu à peu. non pas complètement, mais de manière à rendre de plus en plus obtus l'angle droit qu'elle formait. Il a fallu allonger de jour en jour ses béquilles.

Enfin, un mois après avoir commencé son traitement, elle marche sans souffrir et sort de son dortoir.

SECONDE OBSERVATION.

La femme Piau, âgée de 64 ans, était affectée d'une douleur très-vive à la hanche gauche, au niveau du muscle tenseur de l'aponévrose. Elle fait remonter cette douleur à 30 ans. Cette femme boite beaucoup, et quand elle marche il faut qu'elle appuie sa main sur la hanche douloureuse, ce qui semble la soulager un peu, quoique cependant la pression soit douloureuse.

Amélioration dès le lendemain du traitement.

Le quatrième jour, la marche est plus facile.

Le huitième jour, elle ne sent plus que de petites douleurs, et elle se croit assez bien pour entreprendre une longue course dans Paris ; mais la marche réveilla la douleur, qui fut calmée dès le lendemain.

Enfin, après un mois de traitement, la malade n'éprouve plus aucune douleur, elle marche légèrement, elle peut courir.

TROISIÈME OBSERVATION.

La femme Ceuret, âgée de 75 ans, assez bien conservée pour son âge, fait remonter à 25 ans une douleur lombaire très-vive ; difficulté extrême dans tous ses mouvements. Il y a cinq ans qu'elle a été traitée à l'hôpital Saint-Antoine sans aucun succès.

Trois jours après avoir commencé mon traitement, ses douleurs ont beaucoup diminué.

Le dixième jour, les mouvements sont libres ; l'amélioration va toujours en augmentant, et le vingtième jour elle était complètement guérie.

Guérisons obtenues à l'Hôtel-Dieu.

Les guérisons obtenues à l'Hôtel-Dieu ne sont pas moins remarquables. Les faits se sont passés à la salle Saint-Antoine.

PREMIÈRE OBSERVATION.

Le premier cas est celui d'un ancien militaire,

couché au n° 84, âgé de 56 ans. Atteint depuis deux ans de douleurs rhumatismales qui avaient envahi tous les membres, il était entièrement paralysé, ne pouvant plus sortir de son lit. Il était constamment en proie aux douleurs les plus aigues.

Le quatrième jour, il peut se lever et se promener dans la salle.

Le dixième jour, il se promenait dans les cours.

Le vingt-sixième jour, il était radicalement guéri.

DEUXIÈME OBSERVATION.

Au n° 20, était couché un cultivateur âgé de 30 ans, depuis deux ans et demi atteint d'une sciatique à la cuisse droite, qui lui faisait souffrir les douleurs les plus aigues et lui paralysait le membre malade. Tout mouvement était impossible.

Le troisième jour après avoir commencé le traitement, il marchait dans la salle, et le vingtième il sortit entièrement guéri.

Ces deux malades avaient déjà subi, sans aucun succès, les traitements connus et sous la direction d'un médecin, dont le zèle égale les connaissances. Déclarés incurables, ils devaient partir le jour même où l'on commença mon traitement; leur départ fut donc suspendu, et ils ne sortirent que guéris.

TROISIÈME OBSERVATION.

Au n° 63, était couché un marchand ambulant, âgé de 28 ans, atteint d'une sciatique, avec une contraction des muscles. Il éprouvait des douleurs atroces, ne pouvant se mouvoir depuis huit mois qu'à l'aide de béquilles. Il avait déjà été traité sans succès à l'hôpital de la Pitié et à celui de Saint-Louis. Après douze jours de traitement, il pouvait déjà faire quelques pas sans béquilles et n'éprouvait plus de douleur.

Le trentième jour, il était complètement guéri. Je dois même observer que le traitement eut été moins long, si ce malade ne se fût exposé au froid humide des cours, où il séjournait longtemps, oubliant tout pour satisfaire sa passion du jeu.

QUATRIÈME OBSERVATION.

Au n° 59, était un ouvrier chapelier, âgé de 30 ans, atteint d'un rhumatisme chronique qui avait affecté d'une manière grave les articulations des genoux et des pieds ; le poignet gauche avait été même si fortement frappé, qu'il était complètement paralysé. Il ne pouvait faire quelques pas qu'à l'aide de béquilles et encore soutenu par des aides.

Ce jeune homme était tombé malade à Dijon, où il avait subi un traitement de neuf mois sans succès ; de là il fut envoyé aux eaux de Barréges, où il resta six semaines, d'où il revint à Paris dans l'état que nous venons de faire connaître.

Adressé à l'hôpital de la Pitié, y il fut traité pendant quatre mois ; ne trouvant point d'amélioration dans son état, il fut envoyé à Saint-Louis, où il subit un nouveau traitement pendant cinq mois sans résultat. Regardé comme incurable, on l'envoya à l'Hôtel-Dieu, pour le soumettre à mon traitement.

Le septième jour, la main avait repris une grande partie de ses mouvements.

Le onzième jour, il pouvait faire quelques pas sans béquilles et sans douleur.

Le vingtième jour, la main avait repris toute sa force ; il se promenait dans les salles sans béquilles.

Le trente-neuvième jour, il quitta l'hôpital, entièrement guéri, se disposant à reprendre les travaux de son état.

Cette guérison inespérée parut tellement remarquable au médecin de la salle, qu'il déclara publiquement que nul moyen connu jusqu'alors n'aurait obtenu un pareil résultat.

Il est inutile de citer d'autres faits ; je pense qu'ils sont assez nombreux pour porter la conviction dans l'esprit de tout lecteur.

FIN.

succès, de là il fut envoyé aux eaux de Barèges,
on il reste six semaines, d'où il revint à Paris dans
l'état que nous venons de faire connaître.

s'adresse à l'hôpital Saint-Louis, où il fut traité
pendant quatre ... qui eut un rapport d'amélioration dans ... il fut envoyé à Saint-
Louis, où il ... traitement peu-
dant cinq ... la Vauguyarde comme
durable, on l'envoya à l'Hôtel-Dieu pour le
soumettre à son traitement...

Le septième jour, le malin avait repris une
grande partie de ses mouvements.

Le onzième jour, il pouvait faire quelques pas
sans béquilles et sans douleur.

Le vingtième jour, le malin avait acquis toute
sa force; il se promenait dans les salles sans béquilles.

Le trente-neuvième jour, il quitta l'hôpital entièrement guéri, ne demandant qu'à reprendre les travaux de son état...

Cette guérison inespérée paraît tellement remarquable en médecine de la salle, que il déclarait pe-
bliquement qu'un moyen comme plaquodotrs...

—Il est inutile de citer d'autres faits; je pense
qu'ils sont assez nombreux pour porter la convi-
dans l'esprit de ... lecteur.

TABLE DES MATIÈRES.

FIN DE LA TABLE.

FIN DE LA TABLE.

www.ingramcontent.com/pod-product-compliance
Ingram Content Group UK Ltd.
Pitfield, Milton Keynes, MK11 3LW, UK
UKHW020031100726
13658UKWH00003B/1240